SYNOVITE SÉSAMOÏDIENNE RHUMATISMALE

OBSERVÉE

CHEZ LE CHEVAL

A LA SUITE D'UNE PLEURÉSIE.

PAR

M. BOULEY JEUNE,

Médecin Vétérinaire, à Paris, Membre de l'Académie Royale de Médecine.

PARIS.

FÉLIX LOCQUIN ET COMPAGNIE,

IMPRIMEURS ET FONDEURS EN CARACTÈRES,

16, rue Notre-Dame-des-Victoires.

1840

SYNOVITE SÉSAMOÏDIENNE RHUMATISMALE

OBSERVÉE

CHEZ LE CHEVAL

A LA SUITE DE LA PLEURÉSIE.

Par M. BOULEY jeune,

MÉDECIN VÉTÉRINAIRE A PARIS.

—

Il est des maladies que les vétérinaires praticiens connaissent, qu'ils ont souvent observées et qui cependant n'ont jamais été bien décrites dans nos traités de pathologie. L'espèce de claudication qui va faire le sujet de cette note nous semble confirmer cette assertion, qui d'ailleurs, selon nous, ne peut être mise en doute : au surplus nous laissons à nos lecteurs le soin de prononcer sur la justesse de cette réflexion.

Les chevaux qui ont été récemment atteints de pleurésies ou de pleuro-pneumonies sont souvent frappés, presque instantanément, d'une boiterie fort remarquable, d'une nature particulière, qu'il importe de bien étudier, et sur laquelle nous voulons appeler quelques instants l'attention de nos confrères.

Pour donner une idée exacte de cette maladie et la bien faire connaître, nous exposerons d'abord les symptômes généraux et locaux qui la caractérisent, puis nous indiquerons successivement sa marche, ses différents modes de terminaison, ses causes et les moyens rationnels qu'on peut employer pour la combattre; nous complèterons ce tableau en y ajoutant quelques unes des observations les plus remarquables que nous avons recueillies sur cette affection, et nous terminerons par quelques considérations sur la nature spéciale de cette maladie que nous puiserons surtout dans la pathologie comparée.

Au premier abord cette affection peut être confondue avec celle que l'on désigne sous le nom de *nerf-ferrure*; cependant elle en diffère essentiellement tant par ses causes et sa nature que par sa marche et sa gravité, il est donc important de bien distinguer ces deux maladies.

C'est ordinairement quinze ou vingt jours après l'apparition de la pleurésie, lorsque les chevaux sont en convalescence, que cette singulière claudication se manifeste; quelquefois cependant elle ne se montre qu'au bout de trente à quarante jours et par conséquent après le plus complet rétablissement. Elle attaque souvent un seul membre antérieur, quelquefois les deux en même temps, rarement les quatre extrémités à la fois; dans cette dernière circonstance les membres thoraciques sont toujours les premiers frappés.

Cette espèce de claudication apparaît tout à coup sans aucune cause plausible. Lorsqu'on explore le membre qui en est affecté, on observe constamment à la partie inférieure des tendons fléchisseurs, et par conséquent au dessus du boulet, une tumeur peu étendue, arrondie et tellement douloureuse, que l'animal ne peut supporter la plus légère pression sans faire les plus grands efforts pour s'y soustraire. Cette tumeur qui a son siége dans la gaine sésamoïdienne paraît être le résultat d'une violente inflammation de la membrane séreuse qui tapisse cette cavité. Le plus ordinairement l'affection semble limitée et en quelque sorte cantonnée dans le point où elle a débuté; quelquefois au contraire elle se propage de bas en haut dans toute l'étendue de la gaine; enfin, dans quelques cas, rares à la vérité, l'inflammation se communique aux deux tendons fléchisseurs, envahit leur tissu et donne alors naissance à des lésions pathologiques fort remarquables, que nous exposerons plus loin.

Les symptômes généraux que présentent les animaux atteints de la synovite sésamoïdienne varient selon la gravité du mal et suivant le nombre des membres affectés : en effet, lorsque la maladie se borne à une extrémité antérieure seulement, une claudication plus ou moins forte la caractérise, l'animal conserve sa gaîté et son appétit ordinaires, sa santé générale n'est nullement dérangée; mais il n'en est pas de même si les deux membres thoraciques sont frappés en même temps, le cheval offre alors tous les signes de la *fourbure*, bien qu'il ne soit point affecté de cette maladie; il y a souvent fièvre et inappétence, la colonne vertébrale est voûtée en contre haut et les membres abdominaux sont rapprochés du centre de gravité pour soulager les extrémités antérieures que le malade porte instinctivement en avant; enfin, lorsque les quatre extrémités sont atteintes à la fois, l'animal est presque constamment couché et dans un état de souffrance difficile à décrire: il ne se relève qu'avec beaucoup de peine et toujours pour retomber quelques instants après sur la litière où il s'agite sans cesse. S'il n'est alors promptement soulagé par un traitement actif et rationnel, son corps se couvre bientôt de blessures plus ou moins profondes par suite des frottements réitérés, et il finit quelquefois même par succomber à la fièvre de réaction qui dans cette circonstance est toujours des plus intenses (1).

Tels sont, en peu de mots, les signes généraux qu'on observe; nous allons maintenant étudier les phénomènes locaux.

---

(1) En 1827, un cheval appartenant à un porteur d'eau du faubourg Saint-Denis, mourut au bout de dix jours d'une synovite sésamoïdtenne des quatre extrémités. Malgré la recommandation que nous avions faite, on négligea de nous prévenir et nous ne pûmes, à notre grand regret, procéder à l'autopsie de cet animal.

Ainsi que nous l'avons déjà dit, cette maladie débute tout à coup par un engorgement peu étendu et très douloureux, qui a son siége au dessus du boulet dans la partie inférieure de la gaine sésamoïdienne. Dans le plus grand nombre des cas, cet engorgement, qui est circonscrit et localisé, se dissipe peu à peu, ainsi que la boiterie qu'il a déterminée dans l'espace de quinze à vingt jours, surtout s'il est combattu par des moyens appropriés; mais l'affection ne suit pas toujours une marche aussi simple: souvent, au contraire, l'inflammation s'étend de proche en proche et de bas en haut, non seulement dans toute l'étendue supérieure de la gaine sésamoïdienne, mais encore dans le tissu cellulaire qui la sépare de la gaine métacarpienne ou métatarsienne suivant que l'affection est antérieure ou postérieure. L'engorgement est alors considérable, il y a chaleur et surtout douleur excessive, l'animal ne s'appuie qu'avec peine sur le membre malade qu'il porte toujours en avant; la claudication qui est des plus fortes persiste souvent pendant quarante à cinquante jours et ne cède ordinairement qu'à des moyens actifs que nous indiquerons bientôt. Enfin, il est des cas plus graves encore où, malgré le traitement le mieux raisonné, la maladie fait des progrés continuels. Dans ces circonstances l'affection se propage aux tendons fléchisseurs eux-mêmes et à la portion de la séreuse qui tapisse la coulisse dans laquelle glisse le perforant; toutes ces parties s'enflamment successivement ou simultanément, contractent entre elles des adhérences plus ou moins intimes, et forment par leur réunion une tumeur très étendue, mais beaucoup moins douloureuse qu'au début de la maladie : la marche devient alors presque impossible, les tendons fléchisseurs se rétractent et se raccourcissent, le boulet se porte en avant et l'appui ne se fait plus que sur l'extrémité de la pince, en un mot il y a véritable *pied-bot*. Parvenue à ce degré, la maladie peut être considérée à peu près comme incurable. Si l'on sacrifie alors l'animal qui en est affecté, comme nous avons eu occasion de le faire, et si l'on examine les parties malades, on observe qu'elles se sont réunies, confondues et qu'elles ne forment plus qu'un tissu blanc, homogène, légèrement rayonné, dans lequel on cherche en vain la trace de l'organisation primitive.

Nous bornerons là ces détails, qui d'ailleurs nous semblent suffisants pour donner une idée exacte de la marche variée que suit cette maladie, et de la gravité qu'elle présente dans certains cas.

Recherchons à présent quelles peuvent être les causes de cette singulière affection. Ici, nous l'avouerons, notre tâche devient plus difficile, cependant nous essaierons de l'accomplir.

Nous avons dit en commençant cette note que l'affection, dont nous voulions tracer l'histoire, avait beaucoup d'analogie avec la nerf-ferrure; qu'on pouvait au premier abord confondre ces deux maladies, mais que cependant elles étaient fort distinctes, tant sous le rapport de leurs causes et de leur siége que sous celui de leur marche et de leur gravité. Nous allons démontrer l'exactitude de ces dernières assertions. Pour atteindre ce but il nous suffira de rappeler d'abord que la nerf-ferrure survient constamment après un exercice plus ou moins soutenu, qu'elle est *toujours* le résultat d'une forte contusion ou d'un violent effort des tendons fléchisseurs, et qu'elle a son siége constant et primitif dans le tissu même de ces derniers organes, enfin, qu'elle cède ordinairement à un traitement méthodique et qu'elle a rarement des suites fâcheuses. On sait, au contraire, d'après les détails dans lesquels nous sommes entrés, que la synovite sésamoïdienne apparaît sans aucune cause accidentelle et toujours après un repos plus ou moins long; on sait aussi que cette maladie ne se manifeste que chez les chevaux qui ont été atteints récemment de pleurésies ou de pleuro-pneumonies, qu'elle est fréquemment grave, et qu'elle a quelquefois même les conséquences les plus funestes (1). Il y a donc entre ces deux affections, comme nous l'avons avancé, des différences notables, bien tran-

(1) Les ânes et les mulets sont-ils sujets à la synovite sésamoïdienne ? Nous le croyons, cependant nous n'osons l'affirmer : c'est aux vétérinaires du midi surtout qu'il appartient de résoudre cette question.

chées, qui ne permettent plus de les confondre. Il résulte aussi de la comparaison que nous venons d'établir que l'étiologie de la nerf-ferrure est bien connue, et que celle de la synovite sésamoïdienne est au contraire fort obscure : cherchons donc à l'éclairer.

Nous avions pensé d'abord que cette maladie pouvait être le résultat de la fatigue qu'éprouvent les chevaux durant les affections aiguës de poitrine qui, comme on le sait, rendent le *décubitus* presque impossible souvent pendant quinze et même vingt jours; mais, nous l'avouerons, cette explication ne nous a jamais complètement satisfait. Nous nous demandions sans cesse pourquoi dans cette circonstance la fourbure n'était-elle point, comme dans une foule d'autres cas, la conséquence de la fatigue que les animaux avaient ressentie; en un mot, nous cherchions toujours, mais en vain, quelle était la véritable cause de la synovite sésamoidienne. Il y avait là quelque chose de spécial, d'exceptionnel, que ne pouvant expliquer, nous nous contentions d'observer, bien persuadé qu'un jour les progrès de la science combleraient cette lacune étiologique. Nos lecteurs verront plus loin si nos espérances étaient bien fondées.

Passons maintenant au traitement local et général que réclame cette affection suivant ses divers degrés et ses complications.

Lorsque cette maladie n'atteint qu'un seul membre

et qu'elle est limitée, peu étendue, le repos, les bains et les cataplasmes émollients d'abord, puis un léger exercice sur un terrain doux et quelques frictions résolutives suffisent ordinairement pour la faire disparaître dans l'espace de douze à quinze jours. Si l'affection est portée à un degré beaucoup plus élevé il faut avoir recours aux saignées locales pratiquées au pied et ajouter les narcotiques aux émollients; cette médication produit presque toujours de bons effets.

Quand au bout de vingt à vingt-cinq jours, malgré l'emploi de ces moyens simples et rationnels, la claudication persiste, l'engorgement augmente et la douleur diminue, il est à craindre que la maladie ne passe à l'état chronique, et qu'elle ne devienne sinon incurable du moins difficile à guérir. Pour combattre fructueusement la mauvaise tendance que paraît avoir alors l'affection, on doit, par une médication des plus actives, se hâter de changer le mode inflammatoire, et de lui donner un nouveau degré d'acuité sans lequel la résolution deviendrait impossible. La teinture de cantharides, le sublimé corrosif uni à la térébenthine et l'onguent vésicatoire, sont les médicaments les plus usités et aussi les plus efficaces; quelquefois cependant on est forcé d'y avoir recours à plusieurs reprises. Si ces remèdes échouent, il reste une dernière ressource, l'application du feu; souvent on obtient un bon résultat de ce moyen, mais il est loin d'être infaillible; il est des cas, rares à la vérité, où malgré son emploi l'engorgement et la claudication vont toujours croissant et rendent les animaux impropres à toute espèce de service. Dans ces circonstances désespérées et caractérisées par le *pied-bot*, on peut tenter la *ténotomie*, mais nous devons dire qu'elle ne nous a jamais complètement réussi.

Tels sont les agents thérapeutiques qu'on peut mettre en usage dans le traitement de la synovite sésamoïdienne considérée comme affection locale. Il est sans doute inutile de dire que ces moyens sont insuffisants lorsque plusieurs membres sont frappés à la fois : on conçoit en effet qu'alors la diète, les lavements et surtout les saignées générales, deviennent indispensables pour combattre la fièvre de réaction qui est toujours plus ou moins intense. Nous n'insisterons pas davantage sur ce point de traitement qui rentre dans les règles générales, et nous laisserons au praticien le soin de saisir les indications et de les bien remplir.

Fidèle à la marche que nous avons adoptée et pour rendre notre description plus complète, nous allons rapporter quelques unes des observations que nous avons recueillies, en passant successivement des cas les plus simples aux circonstances les plus graves.

PREMIÈRE OBSERVATION.

Au mois de mai 1829, M. le comte de Lagrange, aujourd'hui pair de France, nous fit appeler pour donner nos soins à l'un de ses chevaux atteint d'une pleuro-pneumonie. Bien que cette maladie fût portée à un degré assez élevé, elle céda promptement à un traitement rationnel; mais au bout de vingt-cinq jours environ, cet animal, qui était en pleine convalescence, tomba tout à coup boiteux de l'extrémité antérieure droite. Appelé de nouveau à l'examiner, nous reconnûmes bientôt la présence, au dessus du boulet, d'une petite tumeur inflammatoire que nous prîmes pour une nerf-ferrure. La douleur étant des plus marquées, nous conseillâmes d'abord des émollients, puis l'alcool camphré; peu à peu la claudication disparut et en moins de quinze jours l'animal put prendre son service habituel.

DEUXIÈME OBSERVATION.

Un cheval gris, entier, de race percheronne, âgé de cinq ans, affecté d'une pleurésie des plus graves, nous fut confié, au mois de juin 1828, par son propriétaire M. Jeanneret, brasseur, rue du Faubourg Saint-Antoine. Malgré l'emploi des moyens les mieux appropriés à l'état du malade, l'affection alla toujours en croissant jusqu'au huitième jour, mais à partir de cette époque un mieux sensible se manifesta sans se démentir, et en moins d'un mois l'animal se rétablit assez complètement pour être utilisé au manége. Depuis environ dix jours ce cheval faisait son service, lorsqu'il devint instantanément boiteux du membre antérieur gauche : un engorgement considérable, très douloureux, occupant toute l'étendue de la gaîne au dessus du boulet, ne nous laissa aucun doute sur la nature et sur le siége du mal, que nous combattîmes d'abord par une saignée de pince et des émollients. Ces moyens produisirent d'assez bons effets, mais bientôt la même maladie se manifesta à un degré plus élevé sur le membre opposé : à compter de ce moment cet animal présenta toutes les apparences de la fourbure et resta plusieurs jours couché sans pouvoir se relever. La diète, les saignées générales, les émollients d'abord, puis deux vésicatoires ayant diminué la douleur sans faire cesser ni la claudication ni l'engorgement, nous eûmes recours à la cautérisation transcurrente qui, en moins d'un mois, amena le plus complet rétablissement.

TROISIÈME OBSERVATION.

Au mois d'avril 1830, M. Marx, marchand de chevaux, à Paris, nous invita à nous rendre à son établissement, situé alors rue Albouy, pour lui donner notre avis sur trois jeunes chevaux, qui depuis dix à douze jours étaient devenus boiteux à la suite de maladies aiguës de poitrine. L'un boîtait de l'extrémité antérieure droite, un autre des deux membres thoraciques, et le troisième de l'extrémité postérieure gauche et des membres antérieurs : tous trois étaient affectés de la synovite sésamoïdienne (1). Chez les

(1) Cette singulière circonstance de trois chevaux tombant boiteux dans la même écurie, immédiatement après avoir éprouvé

deux premiers la maladie ne présentait aucune gravité, elle était au contraire portée au degré le plus élevé chez le troisième; aussi fixa-t-il toute notre attention. Cet animal, qui depuis trois jours était sur la litière sans pouvoir se relever, avait beaucoup de fièvre et semblait éprouver les plus vives douleurs, cependant il conservait son appétit que l'on avait toujours satisfait jusque là. Un régime sévère, trois saignées copieuses à la jugulaire, et des cataplasmes émollients fortement laudanisés, amenèrent en peu de temps une amélioration bien marquée. Quelques vésicatoires sur les tendons engorgés et l'exercice dans une prairie complétèrent la cure qui cependant se fit attendre pendant deux mois (1).

---

des maladies aiguës de poitrine, fut pour nous un trait de lumière, et à compter de ce moment nous songeâmes, sans pouvoir nous l'expliquer, au rapport qui devait exister entre les phlegmasies aiguës des plèvres et cette espèce de claudication.

(1) L'animal qui fait le sujet de cette observation a été soumis par nos soins à l'examen de MM. Renault et Delafond, et ces deux professeurs nous ont déclaré, avec cette franchise qui honore le vrai savoir, qu'ils avaient observé quelquefois cette espèce de claudication sans avoir jamais soupçonné la coïncidence qu'elle pouvait avoir avec la pleurésie.

Depuis cette époque deux observations intéressantes, sous le rapport de leur causalité supposée, ont été publiées dans le *Recueil vétérinaire*, l'une par M. Olivier de Saint-Maximien, sur le rhumatisme articulaire, l'autre par M. Renault, sur une synovite tendineuse des quatres membres. Bien que ces faits

QUATRIÈME OBSERVATION.

Une jument baie, âgée de six à sept ans, appartenant à M. le prince de Beauveau, et qui depuis quelques jours était en convalescence d'une pleurésie aiguë dont nous l'avions traitée, éprouva tout à coup dans la nuit du 10 au 11 mai 1838, une violente claudication du membre antérieur droit, déterminée par une synovite sésamoïdienne; le lendemain la même affection se manifesta au membre antérieur opposé, et quelques jours après aux extrémités postérieures. Pendant près de dix jours cette bête resta couchée et dans un état de souffrance plus facile à comprendre qu'à décrire. Ses membres étaient sans cesse agités de mouvements convulsifs et son corps couvert de sueur; elle avait la respiration laborieuse et plaintive; son pouls était plein, dur et accéléré, en un mot tout témoignait des vives douleurs qu'elle ressentait.

Une médication antiphlogistique des plus actives fit disparaître l'affection, en moins de quinze jours, dans les membres postérieurs, mais elle ne produisit pas d'aussi bons effets sur les membres thoraciques

---

n'aient point une très grande analogie avec la synovite sésamoïdienne, ils nous semblent de nature à jeter quelque jour sur le sujet qui nous occupe; aussi nous faisons nous un devoir de les rappeler à l'attention de nos lecteurs. (Voir le *Recueil*, année 1837 p. 1re et suivantes.)

dont les tendons fortement engorgés devinrent peu douloureux sans que la claudication cessât.

Malgré l'emploi réitéré des vésicatoires et le séjour dans une prairie, cette jument ne s'est complètement rétablie qu'après environ huit mois de traitement.

CINQUIÈME ET DERNIÈRE OBSERVATION.

Une jument rouane, âgée de huit ans, employée au service de l'établissement royal des eaux clarifiées, fut frappée presque instantanément, dans le courant du mois de mars 1838, d'une synovite sésamoïdienne qui atteignit successivement et en peu de jours les quatre extrémités.

Chez cette bête, qui un mois auparavant avait éprouvé une pleuro-pneumonie, la maladie, plus grave que chez la jument qui fait le sujet de l'observation précédente, suivit à peu près la même marche, c'est à dire qu'elle disparut en peu de temps des membres postérieurs, et qu'elle persista, au contraire, dans les extrémités antérieures. L'affection, qui d'abord avait présenté sur ces dernières extrémités un degré d'acuité bien marqué, passa assez promptement à l'état chronique; rien ne put arrêter ses progrès; malgré l'usage de plusieurs vésicatoires et l'application réitérée du feu, l'engorgement et la claudication allèrent toujours en croissant; peu à peu les tendons se raccourcirent, les boulets se portèrent en avant, et chaque membre offrit bientôt un exemple frappant du pied-bot.

Cette jument, bien portante d'ailleurs, ne pouvant rendre aucun service à l'établissement dans l'état où elle se trouvait, nous nous décidâmes à tenter la *ténotomie* sur le membre antérieur droit qui était le plus malade. Immédiatement après cette opération qui consista dans la section des deux tendons et qui fut suivie d'un écartement de plus de deux pouces entre les parties divisées, le membre se redressa presque entièrement et la bête marcha avec la plus grande facilité. Cet heureux résultat nous fit concevoir la possibilité d'un complet rétablissement en pratiquant un jour la même opération sur le membre opposé, mais il nous fallut bientôt renoncer à cette idée; notre succès n'eut qu'une courte durée; les bons effets que nous avions obtenus disparurent graduellement, et en moins de deux mois le membre opéré reprit sa direction vicieuse; la bête fut alors sacrifiée.

Les tendons malades que nous avons examinés avaient acquis un volume trois fois plus considérable que dans l'état normal; confondus entre eux et réunis d'un manière intime avec la gaîne synoviale, ils formaient une masse dure, blanchâtre, homogène, légèrement rayonnée, dans laquelle on ne retrouvait aucune trace de l'organisation primordiale.

Les tendons du membre droit présentaient en outre, dans le point où la ténotomie avait été pratiquée, un tissu fibreux très résistant, d'un blanc légèrement nacré, qui unissait fort solidement les parties qu'on avait divisées (1).

L'autopsie faite avec le plus grand soin ne nous a offert qu'une lésion remarquable, l'adhérence des poumons aux côtes et au diaphragme par des brides fibreuses bien organisées, altération qu'il faut attribuer à la pleuro-pneumonie qui avait précédé la synovite.

Nous bornerons là ces observations, qu'il nous serait facile de multiplier, et nous achèverons la tâche que nous nous sommes imposée, comme nous l'avons annoncé, par quelques considérations sur la nature spéciale de la synovite sésamoïdienne. Nous nous attacherons surtout à éclaircir l'étiologie de cette maladie, et pour y parvenir nous nous appuierons sur des faits récemment observés en médecine humaiue, faits qui nous semblent propres à jeter le plus grand jour sur ce point encore si obscur de notre pathologie vétérinaire.

La coïncidence du rhumatisme articulaire aigu avec les phlegmasies séreuses des viscères est un fait aujourd'hui hors de toute contestation en médecine humaine. Cette coïncidence entrevue depuis

---

(1) Cette pièce pathologique a été présentée à l'Académie royale de médecine, dans sa séance du 9 octobre 1838, par M. le docteur Bouvier, aujourd'hui l'un de ses membres.

longtemps avait été devinée plutôt que positivement observée au moyen des symptômes que présentent les malades sur lesquels on la rencontre. Les méthodes positives d'exploration usitées aujourd'hui et les recherches de l'anatomie pathologique, ne permettent plus à ce sujet le moindre doute. Il suffit, pour s'en convaincre, de consulter les beaux travaux de M. le professeur Bouillaud (1).

Les phegmasies séreuses des viscères qui compliquent le plus souvent le rhumatisme articulaire chez l'homme, sont dans l'ordre de leur fréquence, la péricardite, l'endocardite, la pleurésie et beaucoup plus rarement la péritonite et la méningite. Ces phlegmasies se manifestent quelque fois au début même de la fièvre rhumatismale, le plus souvent durant son cours, assez fréquemment aussi pendant la *convalescence*; elles ne *précèdent* presque jamais les fluxions articulaires qui constituent le rhumatisme, et sont au contraire presque toujours *consécutives* à cette dernière affection : cependant M. Bouley aîné, interne à l'Hôtel-Dieu, a récemment observé, dans son service, un malade qui, durant le cours d'une pleuro-pneumonie dont la résolution se faisait lentement, fut pris d'un rhumatisme bien évident de l'articulation radio-carpienne du côté droit. Cette ob-

---

(1) *Voir* le Traité clinique des maladies du cœur et les nouvelles recherches sur le rhumatisme.

servation, *qui est pour nous d'une haute importance*, mérite d'être consignée, en attendant que d'autres faits recueillis de ce point de vue aient été bien constatés.

Une autre circonstance à noter dans l'histoire de ces phlegmasies, toujours considérées chez l'homme, c'est qu'elles ont très rarement un caractère *métastatique*; c'est là un fait bien établi et qui ressort de toutes les observations publiées à ce sujet. Elles jouent à cet égard le même rôle que les différentes fluxions articulaires les unes par rapport aux autres, et doivent être considérées comme *symptômatiques* d'un même état général, d'une même *diathèse* : ce que témoigne d'une autre part l'*analogie* de tissu des organes qu'elles attaquent.

Notre intention n'étant point de décrire ces phlegmasies, mais seulement de bien établir l'analogie qui existe entre elles et la synovite sésamoïdienne, nous bornerons là notre excursion dans le domaine de la médecine humaine : les quelques détails dans lesquels nous venons d'entrer nous paraissant d'ailleurs suffisants pour atteindre le but que nous nous sommes proposé. On voit en effet, en résumant ce qui précède, que chez l'homme le rhumatisme aigu est souvent compliqué de l'inflammation d'une séreuse viscérale : que cette dernière phlegmasie se développe au début de la maladie primitive, pendant son cours, ou même durant la convalescence, et qu'elle est considérée aujourd'hui comme une affection symptômatique, par analogie de tissu, résultant d'une diathèse générale. Si maintenant on récapitule ce que nous avons dit touchant la synovite sésamoïdienne, on verra que cette maladie, qui n'est rien autre qu'un rhumatisme aigu, est *toujours* précédée d'une pleurésie ou d'une pleuro-pneumonie. Il y a donc, selon nous, la plus grande analogie étiologique entre le rhumatisme aigu de l'homme et la synovite sésamoïdienne du cheval. Hâtons-nous d'ajouter, pour être exact, que si ces affections se ressemblent, elles offrent aussi des points différentiels bien marqués : ainsi le rhumatisme aigu chez l'homme précède *presque toujours* les phlegmasies séreuses des viscères, tandis que chez le cheval, au contraire, la synovite sésamoïdienne est constamment précédée de la pleurésie ou de la pleuro-pneumonie. Remarquons aussi que le rhumatisme aigu chez l'homme présente souvent, par ses complications, une gravité que la synovite sésamoïdienne n'offre presque jamais. Toutefois, et malgré ces différences, nous persistons dans l'opinion que nous avons émise touchant la ressemblance de ces deux affections, et nous ne doutons point que leur analogie ne devienne plus sensible encore à mesure qu'elles seront étudiées sous le point de vue comparatif. L'observation que nous avons rapportée, recueillie à l'Hôtel-Dieu par M. Bouley aîné, nous vient en aide et semble confirmer notre manière de voir.

En résumé de tout ce qui précède il résulte :

1° Que les chevaux qui ont été récemment atteints de pleurésies sont souvent frappés tout à coup d'une claudication d'une nature spéciale.

2° Que l'affection qui détermine cette espèce de boiterie, a son siége constant dans la gaîne sésamoïdienne, et qu'elle consiste dans une inflammation de la séreuse qui tapisse cette cavité.

3° Que cette synovite sésamoïdienne se manifeste toujours, sans aucune cause accidentelle, soit durant le cours de la pleurésie, soit après le plus complet rétablissement.

4° Que cette maladie attaque ordinairement un seul membre antérieur, quelquefois les deux, rarement les quatre extrémités à la fois.

5° Que dans cette dernière circonstance les membres thoraciques sont toujours les premiers frappés.

6° Que cette affection peut être confondue au premier abord avec la nerf-ferrure, et que cependant elle en diffère essentiellement sous tous les rapports.

7° Qu'elle est d'autant plus grave qu'elle atteint un plus grand nombre d'extrémités en même temps.

8° Que combattue par des moyens rationnels elle guérit généralement, mais que cependant il est des cas où elle résiste à toute espèce de traitement.

9° Que la synovite sésamoïdienne a la plus grande analogie avec les phlegmasies séreuses des viscères qui souvent compliquent le rhumatisme aigu chez l'homme.

10° Enfin, que cette synovite se développe chez le cheval sous la même influence que la pleurésie qui la précède, ce que permet de concevoir l'analogie des tissus, et ce que confirme d'ailleurs, comme nous l'avons vu, la pathologie comparée.

www.ingramcontent.com/pod-product-compliance
Ingram Content Group UK Ltd.
Pitfield, Milton Keynes, MK11 3LW, UK
UKHW021043260726
13994UKWH00005B/2328

9 782329 405513